BEI GRIN MACHT SICH IHR WISSEN BEZAHLT

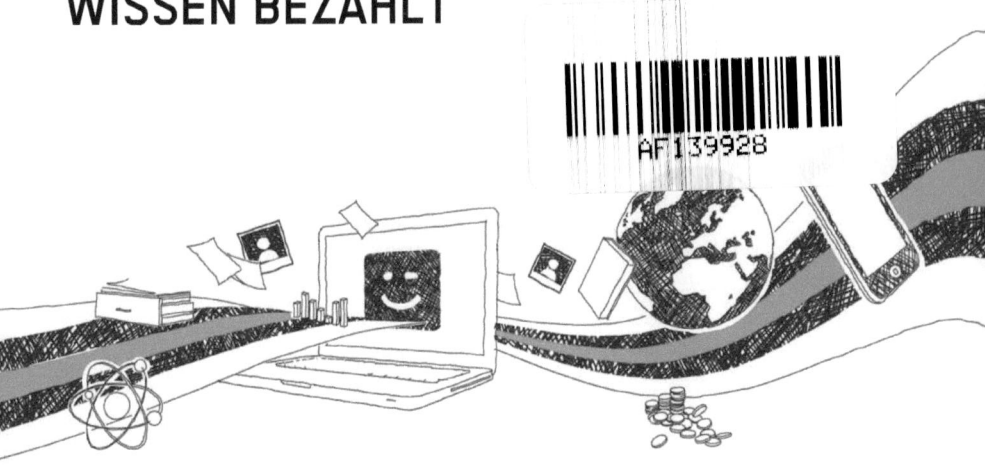

- Wir veröffentlichen Ihre Hausarbeit,
  Bachelor- und Masterarbeit

- Ihr eigenes eBook und Buch -
  weltweit in allen wichtigen Shops

- Verdienen Sie an jedem Verkauf

Jetzt bei www.GRIN.com hochladen
und kostenlos publizieren

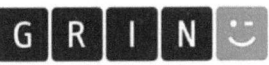

Bibliografische Information der Deutschen Nationalbibliothek:

Die Deutsche Bibliothek verzeichnet diese Publikation in der Deutschen National-
bibliografie; detaillierte bibliografische Daten sind im Internet über http://dnb.d-
nb.de/ abrufbar.

Impressum:

Copyright © 2017 GRIN Verlag
Druck und Bindung: Books on Demand GmbH, Norderstedt Germany
ISBN: 9783668568938

Dieses Buch bei GRIN:

https://www.grin.com/document/379034

Renate Balsing

Schmerzbehandlung in der Palliative Care. Aufgaben und Funktion der Pflegenden bei der Schmerztherapie

GRIN Verlag

GRIN - Your knowledge has value

Der GRIN Verlag publiziert seit 1998 wissenschaftliche Arbeiten von Studenten, Hochschullehrern und anderen Akademikern als eBook und gedrucktes Buch. Die Verlagswebsite www.grin.com ist die ideale Plattform zur Veröffentlichung von Hausarbeiten, Abschlussarbeiten, wissenschaftlichen Aufsätzen, Dissertationen und Fachbüchern.

Besuchen Sie uns im Internet:

http://www.grin.com/

http://www.facebook.com/grincom

http://www.twitter.com/grin_com

Universitätsklinikum Ulm

Weiterbildung Palliative Care für Pflegende

Kurs 2017

Schmerzbehandlung in der Palliative Care

Abschlussarbeit

Renate Balsing

Ulm, den 01.10.2017

Inhaltsverzeichnis

1. Einleitung

Schmerz ist eines der häufigsten Krankheitssymptome. Eine große europäische Studie mit 46000 Probanden (Breivik, Collett, Ventafridda, Cohen & Gallager, 2006) hat ergeben, dass 19% der erwachsenen europäischen Bevölkerung Schmerz erlebt. Besonders intensiv und häufig ist Schmerz bei Menschen mit Krebserkrankungen. Dabei treten Schmerzen nicht ausschließlich in der letzten Lebensphase auf. Eine Studie von Vuorinen (1993) konnte nachweisen, dass bis zu 38% der Patienten bei denen eine Krebserkrankung diagnostiziert wurde bereits in einem frühen Stadium über Schmerzen klagten. Schreitet die Erkrankung fort und treten Metastasen auf, nehmen die Schmerzen zu.

Nach einer Studie von Bonica (1985) leiden 50% der Patienten mit einer Krebserkrankung unter Schmerzen, eine Metaanalyse verschiedener Studien durch McGuire (2004) hat ergeben, dass 33 bis 55% der Krebspatienten an behandlungsbedürftigen Schmerzen leiden und eine Erhebung von Breivik u.a. (2009) nennt sogar 72% (vgl. Sorge 2012, S 147ff).

In Deutschland sterben jährlich etwa 226000 Menschen an Krebs (Statistisches Bundesamt 2015). Nach einer Untersuchung von Radbruch u.a. (2003) sind 82% der Menschen, die sich in einem fortgeschrittenen Krankheitsstadium befinden von Schmerzen betroffen. Leider erhalten viele Patienten keine angemessene Schmerztherapie, *„obwohl nach derzeitigem Kenntnisstand Tumorschmerzen bei fast allen Patienten gelindert werden können"* (S3-LL, S.35).

Die Palliativmedizin und Palliativpflege haben es sich zur Aufgabe gemacht Schwerkranken und Sterbenden Schmerzfreiheit zu ermöglichen. Dabei ist eine veränderte Sichtweise auf das Phänomen Schmerz erforderlich. Der Schmerz ist nicht nur ein rein körperlicher Vorgang, sondern wird beeinflusst durch psychische, soziale und spirituelle Faktoren. Schmerzen bewirken häufig Trauer und Hoffnungslosigkeit verbunden mit existenzieller Angst. Diese Gefühle können wiederum die Wahrnehmung des Schmerzes befördern. Darüber hinaus verursachen Schmerzen auch andere Symptome wie Schlaflosigkeit und Appetitmangel. Eine effektive Schmerzlinderung ist demnach ein wichtiger Faktor zur Wiederherstellung von Lebensqualität. Palliative Schmerzbehandlung sollte alle Aspekte des Schmerzes berücksichtigen und ebenso die individuellen Bedürfnisse und Wahrnehmungen des Betroffenen. Das bedeutet, dass Maßnahmen immer wieder auf ihre Notwendigkeit und Angemessenheit hin überprüft werden müssen (vgl. Kulbe 2008, S.56).

Im Rahmen dieser Arbeit soll der Frage nachgegangen werden wie eine palliative Schmerzbehandlung gestaltet wird die diesem Anspruch gerecht wird. Dazu ist es zunächst erforderlich die Schmerzentstehung zu verstehen. Dann werden die Schmerzerfassung und die verschiedenen Therapiemöglichkeiten dargestellt. Eine wirksame Schmerzbehandlung erfordert die fachkundige Mitwirkung der Pflegefachkräfte. Ihre Aufgaben sollen deshalb näher erläutert werden. Abschließend soll der Zusammenhang von Schmerzbehandlung und Lebensqualität beschrieben werden.

2. Schmerzentstehung und Klassifikation

Schmerz ist keine Krankheit, sondern ein Symptom mit einer Vielzahl von Ursachen. Die International Association for the Study of Pain (IASP) definiert Schmerz als *„ein unangenehmes Sinnes- und Gefühlserlebnis, das mit aktuellen oder potentiellen Gewebeschädigungen verknüpft ist oder mit Begriffen solcher Schädigungen beschrieben wird"* (IASP zit. n. Schnell/Schulz 2014, S.64). Diese Definition zeigt, dass Schmerz zwar eine Reaktion des Körpers auf drohende Gefahren ist, aber gleichzeitig nicht als rein biologischen Vorgang verstanden werden darf, sondern als Prozess, der neben sensorischen auch kognitive, psychische, soziale und spirituelle Komponenten beinhaltet. Um Schmerzen beurteilen zu können, bedarf es einer Klassifikation. Für den Tumorschmerz sind mehrere Klassifikationssysteme entwickelt worden. Sie teilen Schmerzen ein nach ihrer Entstehungsursache, nach der Pathophysiologie oder nach ihrer zeitlichen Dimension. Ebenso wichtig ist es die psychischen Grundlagen von Schmerzempfinden zu kennen.

2.1 Ätiologie – Entstehungsursache

Schmerzen können nach ihrer Entstehungsursache eingeteilt werden. Dabei werden unterschieden tumorbedingter, therapiebedingter, tumorassoziierter und tumorunabhängiger Schmerz.

2.1.1 Tumorbedingter Schmerz

In den meisten Fällen werden Schmerzen durch das Tumorwachstum selbst bzw. Metastasen verursacht. Der Schmerz wird ausgelöst durch Kompression oder Infiltration in Nerven, umgebende Weichteile oder Organe und den daraus resultierenden Entzündungen, Ulzerationen und Nekrosen. Bei Verlegung von Hohlorganen kommt es zu krampfartigen

Schmerzen. Der Anteil der Patienten mit tumorbedingten Schmerzen liegt je nach Untersuchung zwischen 46 und 93% (vgl. Sorge 2012, S. 148)

2.1.2 Therapiebedingter Schmerz

Diese Schmerzen stehen in Zusammenhang mit einer tumorspezifischen Therapie. Das sind insbesondere Schmerzen nach Operationen, Biopsien oder Knochenmarkpunktionen, Hautveränderungen als Folge der Strahlentherapie oder Chemotherapie sowie Mukositis, Ulzerationen in Nasen-Rachen-Raum, Mundhöhle und Gastrointestinaltrakt. Zu den therapiebedingten Schmerzen zählen auch die Schädigung des Plexus brachialis und andere Neuropathien. Der Anteil der Patienten mit therapiebedingten Schmerzen beträgt bei Erwachsenen zwischen 5 und 29%, bei Kindern und Jugendlichen sind 40 bis 50% betroffen (vgl. Sorge 2012, S. 150)

2.1.3 Tumorassoziierter Schmerz

Diese Schmerzen stehen in Zusammenhang mit dem verschlechterten Allgemeinzustand der Betroffenen. Dazu gehören Schmerzen durch Dekubiti oder Muskelspasmen. Der Anteil der betroffenen Patienten liegt bei 10% (vgl. Sorge 2012, S. 150).

2.1.4 Tumorunabhängiger Schmerz

Patienten können neben ihrer Krebserkrankung noch weitere schmerzverursachende Erkrankungen haben. Dazu gehören degenerative Erkrankungen des Skeletts, die erhebliche Rücken- oder Gelenkschmerzen verursachen können. Tumorunabhängige Schmerzen können bei 3 bis 10% der Patienten auftreten (vgl. Sorge 2012, S. 150). Allerdings müssen tumorbedingte Schmerzen ausgeschlossen werden.

2.2 Pathophysiologie

Schmerzen können auch nach den pathophysiologischen Mechanismen bei der Schmerzentstehung eingeteilt werden. Es wird zwischen Nozizeptorschmerzen und neuropathischen Schmerzen unterschieden. Da die Schmerzwahrnehmung auch durch psychische Faktoren beeinflusst wird werden Schmerzen, die sich nicht eindeutig einer organischen Ursache zuordnen lassen, als idiopathische Schmerzen bezeichnet.

2.2.1 Nozizeptorschmerzen

Dieser Schmerz wird durch mechanische Reize (Druck, Verletzung), thermische Reize (Wärme, Kälte) oder chemische Reize (Entzündung, Infektion, Noxen) erzeugt. Die in fast allen Geweben vorhandenen speziellen Neurone, die Nozizeptoren werden innerviert sobald die Intensität eines Reizes eine gewisse Schwelle überschreitet. Die elektrischen Impulse werden über afferente Nervenbahnen, das Rückenmark und den Thalamus zum somatosensorischen Kortex geleitet und dort als Schmerz wahrgenommen. Nozizeptorschmerzen können nur auftreten, wenn das Reizleitungssystem intakt ist. Der Tumorschmerz entsteht, wenn Tumorzellen Zytokine, Prostaglandine, Histamin und Serotonin freisetzen, die eine Entzündungsreaktion auslösen (chemische Reizung) oder wenn Organe durch einen Tumor komprimiert werden (mechanische Reizung).

Bei den Nozizeptorschmerzen wird eine weitere Unterteilung in somatische und viszerale Schmerzen vorgenommen. Somatische Schmerzen haben ihren Ursprung in Haut, Skelettmuskulatur, Gelenken, Knochen und Bindegewebe. Sie sind gut lokalisierbar und werden meist als dumpf, bohrend oder drückend beschrieben. Beispiele sind Schmerzen die durch Knochenmetastasen oder Infiltration in das Bindegewebe verursacht werden.

Viszerale Schmerzen gehen von Brust und Bauchraum aus und werden meist als dumpf oder krampfartig beschrieben. Sie werden in der Tiefe des Körpers wahrgenommen. In einigen Fällen werden viszerale Schmerzen nicht an ihrem Entstehungsort, sondern an einem anderen Körperteil empfunden (Head'sche Zonen). Beispiele für viszerale Schmerzen sind die, die durch Kapselspannung innerer Organe oder Verlegung von Hohlorganen ausgelöst werden (vgl. Sorge 2012, S.151).

Ebenfalls zu den Ursachen von nozizeptivem Schmerz gehört die Ischämie, die in der Regel durch einen Thrombus hervorgerufen wird. Der Ischämische Schmerz wird als hell und pochend beschrieben.

2.2.2 Neuropathische Schmerzen

Diese Schmerzen entstehen, wenn Tumore Nerven komprimieren oder infiltrieren. Beispiele sind Infiltration der Interkostalnerven durch Knochenmetastasen der Rippen und Kompression des Plexus brachialis durch ein Bronchialkarzinom (vgl. Sorge 2012, S.151). Neuropathische Schmerzen entstehen durch Schädigung der Nerven oder des Rückenmarks. Sie werden als brennend, elektrisierend oder stechend beschrieben. Der neuropathische Schmerz ist meist ein Dauerschmerz, doch sind Schmerzattacken möglich. Oft besteht eine zusätzliche Sensibilitätsstörung.

Zu den neuropathischen Schmerzen gehört auch der Deafferenzierungsschmerz. Er entsteht als Folge einer partiellen oder vollständigen Zerstörung eines peripheren Nervs oder Plexus. Zu den Deafferierungsschmerzen gehören durch Zytostatika verursachte

Neuralgien, die Trigeminusneuralgie und der Phantomschmerz (vgl. Margulies 2011, S.292).

2.2.3 zeitlicher Verlauf

Neben Lokalisation und Ausstrahlung, Qualität und Intensität des Schmerzes ist auch der zeitliche Verlauf ein wichtiges Beurteilungskriterium. Dabei wird unterschieden zwischen Dauerschmerz, periodisch auftretendem Schmerz sowie anfallsartigem Durchbruchschmerz. Durchbruchschmerz ist definiert als *„die vorübergehende Exaberation einer Schmerzsymptomatik vor dem Hintergrund eines ansonsten stabilen Schmerzes bei einem Patienten der eine chronische Opioidtherapie erhält"* (Portenoy/Hagen zit. n. Nauck 2016, S. 332). Durchbruchschmerzen können spontan auftreten und stellen sich für den Betroffenen unerwartet und unvorhersehbar dar. Sie können aber auch durch ein Ereignis (Gehen, Essen, Husten, Stuhlgang) oder durch Therapiemaßnahmen (Mobilisation, Physiotherapie, Wundbehandlung) ausgelöst werden. Solche Schmerzspitzen bewirken verschiedene körperliche und seelische Probleme. Dazu gehören Bewegungseinschränkungen, Schlafstörungen, soziale Isolierung und Ängste bis hin zur Depression.

2.2.4 Schmerzmodulation

Schmerzwahrnehmung ist ein physiologischer Prozess bei dem Überträgerstoffe eine wichtige Rolle spielen. Neben den Neurotransmittern Serotonin und Noradrenalin, die Schmerzreize weiterleiten gibt es auch solche, die Schmerzwahrnehmung hemmen. Es sind die Endorphine (z.B. Enkephaline, ß-Endorphin), die sich an spezifische Rezeptoren (sog. Opiatrezeptoren) binden und die Weiterleitung des Schmerzreizes unterbrechen. Sie werden von aus dem Hirnstamm ins Rückenmark absteigenden Nervenbahnen freigesetzt. Schmerzwahrnehmung ist insofern auch Resultat der gegenläufigen Wirkung von schmerzfördernden und schmerzhemmenden Faktoren.

2.3 akuter und chronifizierter Schmerz

Der Schmerz als Warnsignal des Körpers ist meist ein akutes Geschehen. Er lässt nach sobald die Schädigung beendet ist. Bleibt der Körper weiterhin der Schädigung ausgesetzt kann es zu einer Chronifizierung des Schmerzes kommen. Der Begriff *chronifizierter Schmerz* ist nicht eindeutig definiert. Die IASP beschreibt ihn als *„Schmerz, der über die erwartete normale Heilungszeit hinausgeht"* (Knipping 2008, S. 157). Nach einer internationalen Übereinkunft gilt Schmerz als chronifiziert, wenn er über drei Monate besteht. Knipping weist in Anlehnung an Loeser (2000) darauf hin, dass chronifizierter Schmerz nicht durch die Dauer definiert ist, *„sondern durch die Faktoren, die dazu beitragen, dass nach einer initialen Verletzung oder anderen Reizung des Schmerzsystems die Wiedererlangung der körperlichen, psychischen und/oder sozialen Integrität ausbleibt. Charakterisiert ist der chronifizierte Schmerz dadurch, dass er seine Warnfunktion verloren hat, nicht mehr so ausgeprägte vegetative Begleitsymptome zeigt und häufig mit sozialem Rückzug und depressiver Entwicklung einhergeht.“* (Knipping 2008, S.157).

Der chronifizierte Schmerz entsteht als Folge einer komplexen Regulationsstörung. Schmerzhemmende Mechanismen werden behindert, gleichzeitig werden schmerzleitende Strukturen vermehrt. Folgende Veränderungen treten auf:

- Nozizeptoren werden vermehrt angesprochen
- Die Reizschwelle der Nozizeptoren und Nervenfasern wird gesenkt
- Die Übertragung des Schmerzreizes vom 1. auf das 2. Neuron wird verstärkt
- Schmerzhemmende Transmitter werden reduziert
- Schmerzhemmung der absteigenden Bahnen wird reduziert

Diese physiologischen Vorgänge können aber nicht isoliert betrachtet werden. Schmerzwahrnehmung ist in hohem Maße beeinflusst durch die Bedeutung die der Betroffene ihm beimisst. Das Total Pain Konzept von Cicely Saunders berücksichtigt neben den physischen auch die psychischen, sozialen und spirituellen Aspekte des Schmerzes. Knipping (2008, S.159ff) verweist auf dieses Konzept und beschreibt die typischen Probleme.

- **Affektives System**: Die Betroffenen sind häufig reizbar, introvertiert, ängstlich, niedergeschlagen. Es kann eine Depression auftreten bis hin zum Suizid.
- **Motorisches System**: Die Betroffenen haben häufig Muskelverspannungen. Das führt zu Schonhaltung mit Überbeanspruchung bestimmter Muskelgruppen bei gleichzeitigem Abbau anderer Muskeln. Insgesamt lehnen diese Patienten Bewegung und Mobilisierung ab, was zu einer Verstärkung des Schmerzes beitragen kann.
- **Vegetatives System**: Die Schmerzproblematik führt zu Blutdruckschwankungen, Herzrasen, Schweißausbrüchen, Schlafstörungen.
- **Kognitives System**: die Betroffenen beziehen frühere Schmerzerfahrungen ein. Dies kann das Schmerzempfinden verstärken.

- **Spiritueller Bereich**: die Betroffenen fragen nach dem Sinn des Lebens, suchen nach Gründen für ihre Krankheit und ihr Leiden
- **Sozialer Bereich**: Die Schmerzen beeinträchtigen die Beziehungen zu Partner, Familie, Freunden. Sie haben Folgen für Beruf, Freizeit, wirtschaftliche Verhältnisse.
- **Kultureller Bereich**: Wie wird der Umgang mit Schmerz in der Kultur bewertet? Wann und wie darf der Schmerz geäußert werden?
- **Geschlechtsspezifischer Bereich**: Darf ein Mann Schmerz äußern?

Die vielen Erscheinungsweisen des Schmerzes sollten bei der Schmerzbehandlung berücksichtigt werden.

2.4 Psychische Grundlagen des Schmerzempfindens und der Schmerzäußerung

Schmerzempfindung ist ein subjektives psychisches Geschehen, das nicht nur von den neuronalen Signalen bestimmt wird die das Gehirn erreichen, sondern bei dem die Deutung der Situation eine große Rolle spielt. Frühere Schmerzerfahrungen, augenblickliche Befürchtungen und Ängste und die Fähigkeit des Betroffenen Schmerz zu ertragen haben Einfluss auf die wahrgenommene Schmerzintensität. Angst kann Schmerzen verstärken, Zuwendung und Ablenkung können Schmerz lindern. Schmerzempfindung ist ein psychisches Phänomen, das ausschließlich der Betroffene fühlt.

Schmerzen haben große Auswirkungen auf das psychische Gleichgewicht der Betroffenen. Sie erinnern den Kranken an das Fortschreiten seiner Krankheit und sind gleichzeitig ein Maßstab für den Behandlungserfolg. Werden Schmerzen nicht ausreichend behandelt, können sie zu einer eigenständigen Erkrankung werden. Der Schmerz führt zu Angst und dem Gefühl der Hilflosigkeit und Hoffnungslosigkeit. Der Betroffene zieht sich zurück, meidet Kontakt zu anderen, vereinsamt. Viele Betroffene entwickeln eine Depression. Schmerz bewirkt weitere körperliche Reaktionen wie Schlaflosigkeit und Erschöpfung. Es entsteht eine Spirale aus sich gegenseitig verstärkenden Faktoren. *„Der Schmerz wird zum zentralen Lebensproblem"* (Aulbert 2012,S. 247).

Eine wirksame Schmerzbehandlung muss demnach neben einer medikamentösen Therapie auch auf die menschlichen Probleme des Betroffenen eingehen. Menschliche Zuwendung und angemessene Gespräche sind die Grundlage für die Bemühungen den Betroffenen zu unterstützen und *„ihn nicht der Ausweglosigkeit seiner Situation auszuliefern"* (Aulbert 2012, S. 251). Indem der Patient das Gefühl von Sicherheit und Geborgenheit erhält, kann die Schmerztoleranz erhöht werden. Darüber hinaus können auch Psychopharmaka eingesetzt werden. Antidepressiva und Neuroleptika beeinflussen das Schmerzerleben und helfen eine innere Distanz zum Schmerz zu entwickeln. Sie sind heute fester Bestandteil der Schmerztherapie.

3. Schmerzerfassung

Jede effektive Schmerztherapie beginnt mit einer möglichst genauen Schmerzerfassung. Dabei ist zu berücksichtigen, dass Schmerz ein komplexes Geschehen ist und aus verschiedenen Komponenten besteht. Nach Radbruch/Zech (1997) setzt sich Schmerzerleben aus folgenden Komponenten zusammen:

- **Sensorisch-diskriminative Wahrnehmung** (Nozizeption): wann und wie wird ein aktueller schmerzhafter Reiz wahrgenommen?
- **Kognitives Empfinden** (Schmerzen): wie wird der schmerzhafte Reiz aktuell beurteilt? Welche Erfahrungen und Erwartungen spielen eine Rolle?
- **Affektives Erleben** (Leiden): Mit welchen Gefühlen wird der Charakter des schmerzhaften Reizes beschrieben?
- **Autonom-somatomotorisches Empfinden** (Verhalten): Welche Verhaltensweisen zeigt der Betroffene?

3.1 Assessmentinstrumente zur Schmerzerfassung

Aufgrund der subjektiven Natur des Schmerzes ist es nicht möglich objektive Messgrößen zu finden. Schmerzmessung ist immer eine subjektive Beschreibung durch den Betroffenen selbst. Trotzdem gibt es allgemein zu beobachtende spezifische Merkmale. Es sind Schmerzstärke, Schmerzempfindung, Schmerzverhalten, Schmerzbeeinträchtigung im Alltag und Schmerzbewältigung. Dazu wurde eine Vielzahl von Skalen und Fragebögen entwickelt. Bei ihrem Einsatz muss überlegt werden welche Merkmale erfasst werden sollen.

3.1.1 Schmerzstärke

Zur Messung der Schmerzstärke werden meist eindimensionale Skalen verwendet. Die häufigsten sind Verbale deskriptive Skala (VRS), Numerische Ratingskala (NRS) und Visuelle Analogskala (VAS). Der Patient erhält eine Liste von Beschreibungen (kein Schmerz bis stärkster Schmerz) oder Symbolen anhand derer er die Schmerzintensität beurteilt. Sie kann auch als Zahlenwert von 0 bis 10 oder 0 bis 100 angeben werden. Eindimensionale Skalen sind gut verständlich und erfordern keinen großen Aufwand. Sie eignen sich für die Ersteinschätzung oder die Verlaufsdarstellung. Mit ihnen können auch kleine Unterschiede in der Schmerzintensität erfasst werden. Nicht geeignet sind diese Skalen für Personen mit verminderten kognitiven Fähigkeiten, im Terminalstadium oder unter Analgesie (vgl. Radbruch u.a. 2012 S. 160). Außerdem erfassen sie nicht die psychischen und sozialen Wirkungen von Schmerz. Deshalb wird ihr Einsatz als alleiniges Erfassungsinstrument nur in Phasen akuten Schmerzes, z.b. nach Operationen empfohlen (vgl. Reuschenbach 2011 S. 424).

3.1.2 Schmerzempfindung

Um die verschiedenen Auswirkungen von Schmerz zu erfassen werden mehrdimensionale Fragebögen eingesetzt. Beispiel ist das 1975 entwickelte McGill Pain Questionaire (MPQ). Das Instrument ist in veränderter Form auch in Deutschland im Einsatz. Die Deutsche Version der Short-Form MPQ (Oesch u.a. 2007) erfasst Schmerztyp und Schmerzstärke. Die Betroffenen werden gebeten anhand von vorgegeben Adjektiven ihren Schmerz zu beschreiben (kognitives Empfinden und affektives Erleben). Die aktuelle Schmerzintensität wird mit der Visuellen Analogskala (VAS) gemessen (sensorische Wahrnehmung), ergänzt durch die Beurteilung der gesamten Schmerzerfahrung.

Ein weiteres Instrument ist das Brief Pain Inventory (BPI). Die Patienten werden aufgefordert die Stärke des stärksten, geringsten, durchschnittlichen Schmerzes und aktuellen Schmerzes zu beurteilen (sensorische Wahrnehmung) sowie Angaben zu den Beeinträchtigungen im Alltag zu machen (somatomotorisches Empfinden). Zusätzlich trägt der Patient die Schmerzlokalisation in ein Körperschema ein und kann Angaben über die aktuelle Medikation und die erreichte Schmerzlinderung machen (vgl. Loick/Radbruch/ Klinik für Anästhesiologie, Köln: BPI; Reuschenbach 2011, S. 430; Aulbert 2012, S.162-163). Mehrdimensionale Schmerzerfassung hilft die individuelle Schmerzproblematik eines Betroffenen besser zu verstehen. Gleichzeitig sind diese Instrumente mit erhöhtem Aufwand verbunden, sodass sie von Palliativpatienten mit reduziertem Allgemeinzustand häufig abgelehnt werden. Auch ist ihr Einsatz bei Patienten mit Bewusstseinseintrübung nicht möglich. Anstelle der Selbsteinschätzung muss eine Fremdeinschätzung durch Ärzte, Pflegepersonal oder Angehörige erfolgen. Die Schmerzintensität kann anhand der Mimik und des Verhaltens des Patienten beurteilt werden. Doch zeigt die Praxis, dass die Schmerzstärke eher zu gering eingeschätzt wird (vgl. Radbruch u.a. 2012 S. 165).

3.1.3 Schmerzverhalten

Schmerz führt zu verändertem Verhalten. Umgekehrt lassen Verhaltensänderungen auf Schmerzen schließen. Der Tübinger Bogen zur Erfassung von Schmerzverhalten (Flor/Heimerdinger, 1992) ist ein strukturiertes Instrument zur Verhaltensbeobachtung (vgl. Reuschenbach/Mahler, 2011, S 427). Die Einschätzung wird durch Ärzte oder Pflegekräfte vorgenommen und bezieht sich auf folgende 11 beobachtbare Verhaltensaspekte:

- Humpeln
- Stöhnen
- Gesicht verziehen
- Verkrampft, starre Haltung
- Befühlen der schmerzenden Stelle
- Häufiges Wechseln der Haltung
- Verlangsamte Bewegung
- Klagen über Schmerzen
- Verweigern von Aktivitäten wegen Schmerzen
- Weinen
- Schonen

Die Antwortskala umfasst die Kategorien „fast nie", „manchmal", „fast immer". Der TBS erfasst verschiedene Schmerzmerkmale und gibt ein individuelles Verhaltensprofil wieder. Er kann in verschiedenen Phasen der Schmerzerkrankung eingesetzt werden und ist auch für kognitiv beeinträchtigte Patienten geeignet. Doch ist zu bedenken, dass Anwesenheit des externen Beobachters Konditionierungseffekte beim Patienten auslösen kann. So können nicht erwünschte Verhaltensweisen verstärkt werden (vgl. Reuschenbach/Mahler 2011, S.428).

3.1.4 Schmerzbewältigung

Ein wichtiger Aspekt der Schmerztherapie ist die Erfassung der Fähigkeit der Schmerzbewältigung. Der Fragebogen zur Erfassung der Schmerzverarbeitung (Geissner 2011) ist ein Instrument zur Beurteilung des Bewältigungsrepertoires eines Betroffenen (vgl. Reuschenbach/Mahler 2011, S. 426). Untersucht werden die Grundkomponenten kognitive Schmerzbewältigung, verhaltensbezogene Schmerzbewältigung sowie schmerzbedingte psychische Beeinträchtigungen. Die Patienten werden aufgefordert einzelnen Aussagen auf einer Antwortskala zuzustimmen oder abzulehnen. Die Antworten geben Auskunft inwieweit eine Person in der Lage ist neue Handlungsmuster zu planen und umzusetzen. Dazu gehören mentale Ablenkung, Ruhe- und Entspannungstechniken. Erfasst werden auch die psychischen Beeinträchtigungen wie schmerzbedingte Angst, Ärger, Hilflosigkeit und Depression. Der FESV ist aufwändig und wird eingesetzt, wenn es um die Behandlung schwer schmerzkranker Personen geht. Der FESV ist geeignet um Verlauf und Erfolg schmerztherapeutischer Maßnahmen darzustellen.

3.1.5 klinische Anwendung

Eine gute Schmerzdiagnostik ist Voraussetzung für eine wirksame Therapie. Dabei sollten nicht nur die Schmerzstärke, sondern auch Schmerzursache, Schmerztyp, Schmerzlokalisation sowie die psychischen und sozialen Komponenten erfasst werden. Beim Einsatz von Assessmentinstrumenten ist zu bedenken dass viele Palliativpatienten nicht mehr in der Lage sind ausführliche Fragebögen zu beantworten. Deshalb wird empfohlen *„aus der Fülle der angebotenen Verfahren einfache und den Patienten wenig belastende, aber validierte und sensible Skalen auszuwählen"* (Radbruch, 2012 S.170). Die Instrumente sollten möglichst einfach und mit geringem Zeitaufwand anwendbar sein. Wichtig ist, dass die Schmerzmessung regelmäßig und standardisiert durchgeführt wird.

4 Schmerzbehandlung

Die Vielschichtigkeit des Schmerzes erfordert eine multimodale Schmerztherapie und interdisziplinäre Zusammenarbeit bei der Schmerzbekämpfung. Dies beinhaltet medikamentöse, invasive, physikalische und psychologische Maßnahmen.

4.1 medikamentöse Schmerztherapie

Die Weltgesundheitsorganisation (WHO) hat eine Leitlinie zur Tumorschmerztherapie herausgegeben (vgl. Nauck/Radbruch 2012 S.175). Diese empfiehlt folgendes Vorgehen:

- Umfassende Anamnese und Untersuchung der Schmerzursachen
- Messen der Schmerzintensität
- Erfassen des Schmerztyps
- Auswahl der Analgetika, Koanalgetika und anderer supportiver Verfahren
- Bevorzugt sollten oral zu verabreichende Analgetika gegeben werden
- Regelmäßige Einnahme der Analgetika nach einem festen Zeitschema bevor die Schmerzen wieder auftreten

13

- Individuelle Dosierung

- Kontrollierte Dosisanpassung

- Vermeiden von Nebenwirkungen durch Begleitmedikation

Grundlage der medikamentösen Schmerztherapie ist das WHO-Stufenschema. Es unterscheidet drei Stufen. Stufe 1 umfasst die Nichtopioid-Analgetika, Stufe 2 die mittelstarken Opioide und Stufe 3 die starken Opioide. Ihr Einsatz orientiert sich an Art und Stärke des Schmerzes, wobei in vielen Fällen eine Kombination von Analgetika der Stufen 2 und 3 mit Analgetika der Stufe 1 angezeigt ist.

Die Behandlung beginnt mit einer schrittweisen Tittrierung der Schmerzmedikamente. Die Dosis wird dann soweit gesteigert, bis eine ausreichende Schmerzreduktion erreicht ist. Ändert sich das Schmerzniveau muss die Dosis angepasst werden. Schmerzspitzen werden durch die zusätzliche Gabe schnell wirkende Medikamente therapiert.

Bei Durchbruchschmerzen kommen zusätzlich schnell wirkende und gleichzeitig schnell abbaubare Medikamente zum Einsatz. Die Dosis hat ihre Grenze, wenn intolerable Nebenwirkungen auftreten. In solchen Fällen kann es erforderlich sein, die Dosis zu reduzieren und eine andere Methode der Schmerzbekämpfung, z.B. Schmerzkatheter, Nervenblockade oder Bestrahlung anzuwenden. Die Erfahrungen zeigen, dass durch die konsequente Anwendung des WHO Stufenschemas zur Schmerztherapie bei 75-90% der Patienten mit Tumorschmerzen eine Schmerzreduktion auf ein erträgliches Maß erreicht werden kann. (vgl. Nauck/Radbruch 2012 S.176)

4.1.1 Nichtopioid-Analgetika (WHO Stufe 1)

Nichtopioid-Analgetika sind Schmerzmittel, die an peripheren Rezeptoren angreifen und keine narkotisierende Wirkung haben. Sie verursachen keine Abhängigkeit und beeinträchtigen nicht die Wahrnehmungsfähigkeit. Nichtopioide Schmerzmittel werden eingesetzt bei leichten und mäßig starken Schmerzen oder in Kombination mit Opioiden bei starken Schmerzen. Zu den wichtigsten Medikamenten gehören:

Wirkstoff	Handelsname	Einzeldosis (mg)	Intervall (h)	Wirkung
Metamizol	Novalgin® Novaminsulfon®	500-1000	4	schmerzlindernd Nicht entzündungshemmend Viszerale Schmerzen Allergische Reaktionen und Agranulozytose sind möglich
Paracetamol	Ben-u-ron®	500-1000	4	Schmerzlindernd Fiebersenkend Keine Gastrointestinalen Nebenwirkungen
Ibuprofen Diclofenac Naproxen	Imbun® Voltaren® Proxen®	400-800 50-100 250-500	4-8 8 12	Schmerzlindernd Entzündungshemmend Fiebersenkend Knochenschmerzen Entzündungsschmerzen Gastrointestinale Neben- wirkungen und Störungen der Blutbildung möglich
Celecoxib Etoricixib	Celebrex® ARCOXIA®	200-400 60-120	12 24	Schmerzlindernd Entzündungshemmend Fiebersenkend Ödeme, Hypertonie, Übelkeit. Kopfschmerzen möglich
Flupirtin	Katadolon®	100-200	6-8	Schmerzlindernd Muskelrelaxierend Sedierend Neuropathische Schmerzen Muskelschmerzen Knochenschmerzen

Tab. 1: Nichtopioid-Analgetika (WHO-Stufe 1)

4.1.2 Opioide Analgetika (WHO Stufen 2 und 3)

Opioide sind Schmerzmittel, die auf das zentrale Nervensystem aber auch auf periphere Organrezeptoren z. B. in der Darmmuskulatur einwirken. Sie haben eine narkotisierende und die Wahrnehmung des Patienten beeinträchtigende Wirkung. Obwohl sie zu Abhängigkeit führen können, werden sie aufgrund der sehr guten Schmerzlinderung, der geringen Organtoxizität und der geringen Nebenwirkungen zur Behandlung starker und stärkster Schmerzen eingesetzt (vgl. Nauck/Radbruch 2012 S.180). Opioide werden je nach Ausgangssubstanz eingeteilt in:

- **Opiate**: Opium, Codein, Morphin
- **Halbsynthetische Opioide**: Hydromorphon, Hydrocodein, Buprenorphin, Heroin

15

- **Vollsynthetische Opioide:** Levomethadon, Tilidin, Tramadol, Fentanyl, Tepentadol
- **Körpereigene Opioide:** Endorphine

Die Wirksamkeit der Opioide hängt u.a. ab von der Applikationsform und der Anzahl der Opioidrezeptoren, die von der Substanz besetzt werden können. Da die Anzahl der Rezeptoren bei jedem Menschen unterschiedlich sein kann, ist eine feste Dosierung schwierig. Es muss für jeden Betroffenen die individuelle Dosis ermittelt werden. Aufgrund klinischer Erfahrung werden Opioide in zwei Kategorien eingeteilt. Opioide der WHO-Stufe 2 gelten als mittelstark, die der WHO-Stufe 3 als stark.

Mittelstarke Opioide werden eingesetzt, wenn die Schmerzen mit Medikamenten der WHO-Stufe 1 allein nicht mehr zu bewältigen sind. Dann sollten zusätzlich Opioide der Stufe 2 oral verabreicht werden (vgl. S3-LL S. 37). Sie unterliegen nicht der Betäubungsmittel-Verschreibungsverordnung (BtMVV). Bei der Dosierung ist aber zu beachten, dass eine Dosissteigerung die Wirksamkeit des Medikaments nicht erhöht, sondern eher zu einer Zunahme der Nebenwirkungen führt. Zu den wichtigsten Medikamenten der Stufe 2 gehören:

Wirkstoff	Handelsname	Einzeldosis (mg) (Maximaldosis)	Intervall (h)	Nebenwirkungen
Codein	Codeinum phosphoricum Compren®	30-100 (600)	4	Obstipation, Übelkeit, Erbrechen, Schwindel, Müdigkeit
Dehydro-codein	DHC Mundipharma®	60-300 (700)	8-12	siehe oben
Tramadol	Tramal® Tramundin® Tramundin retard®	50-100 (900) 50-100 (900) 100-300 (900)	2-4 2-4 8-12	siehe oben
Tilidin Naloxon	Valoron® N Valoron® N retard	50-100 (900) 100-300 (900)	2-4 8-12	siehe oben
Dextroprop-oxyphen	Develin® retard	150 (450)	8-12	Kumulation möglich

Tab. 2: Opioid-Analgetika für mäßige bis mittlere Schmerzen (WHO-Stufe 2)

Starke Opioide sind indiziert, wenn die Kombination aus Nicht-Opioiden und mittelstarken Opioide unzureichend ist. Starke Opioide der Stufe 3 unterliegen der Betäubungsmittel-Verschreibungsverordnung (BtMVV). Sie können oral, subkutan, intravenös, transdermal, epidural oder intrathekal verabreicht werden. Für eine langfristige Schmerztherapie werden

Ports implantiert. Ist eine kontinuierliche Medikamentengabe erforderlich, werden Schmerzpumpen verwendet. Zu den wichtigsten Medikamenten der Stufe 3 gehören:

Wirkstoff	Handelsname	Dosis (mg)	Intervall (h)	Verabreichungsformen
Morphin	MST Mundipharma®	10-30 mg	8-12	oral, rektal, intravenös
Buprenorphin	Temgesic®	0,2-0,6 mg	8-12	oral,
	Transtec® Pflaster	35 µg/h	96 = 4 Tage	transdermal: Schmerzpflaster
	Norspan® Pflaster	5 µg/h	168 =7 Tage	
Fentanyl	Durogesic® SMAT Pflaster	12,5 µg/h	72 = 3 Tage	intravenös, transdermal: Schmerzpflaster
Hydromorphon	Palladon®	2 mg	8-12	subkutan, intravenös
Oxycodon	OXYGESIC®	10 mg	8-12	oral
Levomethadon	L-Polamidon®	2,5 mg	6-8	oral

Tab. 3: Opioid-Analgetika für starke Schmerzen (WHO-Stufe 3)

4.1.3 Probleme und Nebenwirkungen der Opioidtherapie

In der Bevölkerung gibt es Vorbehalte gegen eine Behandlung mit starken Opioiden. Insbesondere Morphin wird Gewöhnung und ein hohes Suchtpotential zugeschrieben. (vgl. Margulies 2011, S. 318) Das kann dazu führen, dass eine indizierte Opioidtherapie abgebrochen oder gar nicht erst begonnen wird. Die klinische Erfahrung zeigt aber, dass Opioide keine psychische Abhängigkeit hervorrufen vorausgesetzt sie werden regelmäßig und in ausreichender Dosis eingenommen. Dagegen kann eine körperliche Abhängigkeit entstehen, die dann sichtbar wird, wenn das Medikament abrupt abgesetzt wird. Um Entzugssymptome zu vermeiden sollte eine Opioidtherapie schrittweise beendet werden (vgl. Nauck/Radbruch 2012, S. 187).

Eine gefürchtete Nebenwirkung ist die Atemdepression. Eine Atemdepression liegt vor, wenn die Atemfrequenz weniger als 10 Atemzüge pro Minute beträgt. Doch auch hier zeigt die klinische Erfahrung, dass Atemdepression nur bei massiver Überdosierung auftritt. In diesem Fall muss die Opioidgabe sofort eingestellt und eine Antagonisierung mit Naloxon vorgenommen werden. Lediglich bei alten Menschen und Patienten mit schlechtem Allgemeinzustand kann auch eine niedrige Dosis zur Atemdepression führen weshalb bei diesen Patienten mit einer niedrigeren Dosis begonnen werden muss (vgl. Nauck/Radbruch 2012, S. 188).

Opioide können weitere Nebenwirkungen verursachen. Am häufigsten sind Übelkeit und Erbrechen sowie anhaltende Obstipation. Zur Vermeidung der Übelkeit können Neuroleptika (z.B. Haloperidol®), Metoclopramid, Antihistaminika oder Steroide gegeben werden. Die anhaltende Obstipation erfordert die prophylaktische Gabe von Laxantien (z.b. Macrogel®) kombiniert mit balaststoffreicher Nahrung und Bewegung.

Weitere Nebenwirkungen sind Müdigkeit, Verwirrtheit, Halluzinationen, Schwitzen, Juckreiz, Mundtrockenheit, Harnverhalt und unwillkürliche muskuläre Zuckungen. Viele dieser Symptome stehen in direktem Zusammenhang mit der Grunderkrankung sodass ein eindeutiger Ursache-Wirkung-Zusammenhang nicht nachzuweisen ist. Sie erfordern in jedem Fall eine umfangreiche Begleittherapie. Trotz der Nebenwirkungen lässt sich festhalten: *„Opioide haben einen hohen Stellenwert in der medikamentösen Schmerztherapie. Sie können starke Schmerzen anhaltend lindern und so zu einer Verbesserung der Lebensqualität nicht nur von Tumorpatienten beitragen. Die Therapie kann über Monate und Jahre effektiv fortgesetzt werden."* (Nauck/Radbruch 2012, S.187).

4.1.4 Koanalgetika

Auch wenn Opioide hoch wirksame Analgetika sind, kann es vorkommen, dass ihre alleinige Verabreichung nicht ausreicht. In diesen Fällen ist die zusätzliche Gabe von Koanalgetika indiziert. Koanalgetika sind Medikamente, die ursprünglich nicht zur Schmerzbehandlung zugelassen sind aber zusätzlich eine gute analgetische Wirkung haben. Koanalgetika sind für bestimmte Schmerztypen geeignet und sollten nur gemeinsam mit Analgetika verabreicht werden wobei sie mit Medikamenten jeder Stufe des WHO Stufenschemas kombiniert werden können (vgl. Nauck/Radbruch 2012, S.191). Die wichtigsten Koanalgetika sind:

- **Antidepressiva** mit den Wirkstoffen Amitriptylin, Doxepin, Clomipramin, Imipramin und Venlafaxin. Sie werden vor allem bei neuropathischen Schmerzen eingesetzt.
- **Antikonvulsiva** mit den Wirkstoffen Gabapentin, Pregabalin, Carbamazepin und Clonazepam. Sie sind indiziert bei neuropathischen Schmerzen, die plötzlich auftreten und als elektrisierend beschrieben werden. Ursache können Nerveninfiltration und Nervenkompression sein. Antikonvulsiva unterdrücken überschießende Entladungen an den Nervenenden.
- **Corticosteroide** z.B. Dexamethason wird eingesetzt bei tumorbedingten Schmerzen durch erhöhten intrakraniellen Druck, Kompression des Rückenmarks, Lymphödem oder Leberkapselschmerz. Corticosteroide wirken entzündungs-hemmend und abschwellend.

- **Spasmolytika** z.b. Butylscopolaminiumbromid ist angezeigt bei krampfartigen viszeralen Schmerzen, die durch Verlegung von Hohlorganen wie Darm, Gallengang oder Harnleiter hervorgerufen werden.
- **Lokalanästhetika** z.b. Clonidin, Capsaicin und Ketamin haben eine analgetische Wirkung bei neuropathischen Schmerzen. Die analgetische Wirkung beruht darauf dass die hemmenden Bahnen des schmerzleitenden Systems aktiviert werden (Clonidin) oder die Nozizeptoren desensibilisiert (Capsaicin) werden oder bestimmte Rezeptoren am Rückenmark (NMDA-Rezeptoren) blockiert werden, indem die Freisetzung von Acetylcholin verhindert wird (Ketamin).
- **Bisphosphonate** z.b. Ostac® oder Aredia® werden zur Behandlung schmerzhafter Knochenmetastasen eingesetzt. Sie hemmen die Osteoklasten was zu einer Senkung des Schmerz verursachenden Calciums im Blut führt. Schmerzen werden auch verringert indem die Auflösung des Knochens reduziert wird.

Koanalgetika können oral, subkutan oder intravenös verabreicht werden. Lokalanästhetika werden meist parenteral appliziert.

4.1.5 Vorgehen bei der medikamentösen Schmerztherapie

Grundlage jeder Schmerztherapie sind sorgfältige Anamnese und Untersuchung. Dabei werden untersucht Schmerzursachen, Schmerzlokalisation, Schmerztyp, Schmerzstärke und Begleitsymptome. Auf dieser Grundlage wird ein Therapieplan erstellt. Er enthält Angaben zu den verordneten Substanzen, Verabreichungsformen, Dosierungen und Einnahmezeiten. Unterschieden wird zwischen der Basistherapie, der Bedarfstherapie und der Notfallmedikation. Die Basistherapie ist so zu gestalten, dass eine ausreichende Schmerzreduktion erreicht wird. Dazu muss die individuelle Dosis gefunden werden. Ebenso wichtig ist die Beachtung der Wirkungszeit. Es sollten Medikamente mit langer Wirkungszeit verordnet werden. Die Einnahmezeiten müssen so gewählt werden, dass eine kontinuierliche Analgesie erhalten bleibt. Kommt es zu einer unvorhersehbaren Schmerzzunahme muss dem Patienten eine Zusatzmedikation zur Verfügung stehen. Treten gar Schmerzkrisen auf ist eine Notfallmedikation erforderlich. Dazu wird in der Regel Morphin intravenös als Bolus injiziert. Alternativ kann Morphin auch als Dauerinfusion verabreicht werden. Auch wenn der Patient schmerzfrei ist, darf die Basistherapie nicht unterbrochen werden. Der Therapieplan ist eine wichtige Informationsquelle für den Patienten, Angehörige und Pflegepersonal. Im Notfall wird so schnelle Hilfe möglich (vgl. Nauck/Radbruch 2012, S. 197 ff).

4.2 invasive Schmerztherapie

Zusätzlich zur medikamentösen Schmerztherapie können weitere invasive Therapiemethoden erforderlich werden. Das häufigste Verfahren ist die Nervenblockade. Hierbei wird ein Nerv oder Nervenplexus mit einem lang wirkenden Lokalanalgetikum, z.b. Bupivacain® umspritzt. Dadurch wird die fortlaufende Verstärkung des Schmerzes unterbrochen. Beispiel ist die Blockade des N. Sympathikus, die bei tumorassoziierten oder neuropathischen Schmerzen durchgeführt wird. In der Regel werden Nervenblockaden vorgenommen, wenn orale, transdermale oder intravenöse Medikation nicht zum gewünschten Ergebnis führt oder wenn beispielsweise eine intrathekale Medikamentengabe mit externer Medikamentenpumpe nicht möglich ist. Nervenblockaden sind für den Patienten gering belastend. Trotzdem sind sie in den meisten Fällen als alleinige Methode nicht ausreichend. Sie sind Teil eines umfassenden Behandlungs-konzepts, bei dem Analgetika und Koanalgetika weiterhin verabreicht werden müssen (vgl. Nauck/Radbruch 2012, S. 224ff)

4.3 Physikalische Methoden der Schmerztherapie

Medikamentöse und invasive Schmerztherapien können ergänzt werden durch physikalische Methoden. Es sind Reize wie Wärme und Kälte, Zug und Druck sowie aktive und passive Bewegungen die auf den Körper einwirken und Muskelverspannungen, Krämpfe oder Neuralgien lindern können. Sie fördern die Mobilität, machen ein angenehmes Körpergefühl und können so zur Schmerzreduktion beitragen. Trotzdem ersetzen sie nicht die medikamentöse Therapie. Möglicherweise kann die Dosis verringert werden. (vgl. Nieland 2012, S. 238 ff). Zu den wichtigsten physikalischen Methoden gehören:

- **Wärmeapplikationen**: Feuchtwarme Wickel, Fango, Wärmekissen oder Rotlicht lindern Rückenschmerzen, Bauchschmerzen und regen die Darmperistaltik an.
- **Bewegungsbäder** in warmem Wasser dienen der Entspannung. Durch den hydrostatischen Druck werden Blutgefäße komprimiert und der venöse Rückfluss aktiviert, was zu einer Verbesserung der arteriellen Durchblutung führt. Durch den Auftrieb des Wassers werden Gelenke entlastet und die Bewegungen erleichtert. Gleichzeitig wird die Muskulatur gestärkt.

- **Kälteapplikationen**: feuchtkalte Wickel und Kälteauflagen mit Gelkissen oder Eis lindern Entzündungsschmerzen. Schmerzen bei Mukositis können durch das Lutschen von Eiswürfeln gelindert werden.

- **Kolonmassage**: eine kreisende leichte Massage des Kolons auch in Kombination mit Wärmeanwendungen regt die Darmperistaltik an und hilft Obstipation aufzulösen. Völlegefühl und Blähschmerz können ebenfalls wirksam reduziert werden.

- **Lymphdrainage**: Ödeme als Folge einer Lymphknotendissektion oder radiologischen Behandlung führen zu Spannungsschmerzen und Bewegungs-einschränkungen. Durch Ausstreichen der Extremität wird der Lymphabfluss angeregt und das Ödem verringert. Die Lymphdrainage wird häufig mit einer Kompressionsbandage kombiniert um zusätzlich die Muskelpumpe zu aktivieren. Zusätzlich unterstützt die Hochlagerung der Extremität über Herzniveau den Lymphabfluss.

- **Krankengymnastik**: Palliativpatienten sind häufig schwach. Als Folge der langen Bettlägerigkeit haben sie oftmals eine schwache, atrophierte und verspannte Muskulatur, was Muskel- und Gelenkschmerzen verursacht. Krankengymnastik wird von speziell ausgebildeten Krankengymnasten durchgeführt und umfasst unterschiedliche Behandlungstechniken zur Mobilisation und Verbesserung der Beweglichkeit. Durch aktive oder passive Bewegungen sollen Muskulatur, Bänder und Sehnen gestärkt werden. So können Schmerzen des Bewegungsapparats gelindert und Muskelverspannungen gelöst werden.

- **Atemtherapie**: Palliativpatienten haben häufig Schmerzen im Bereich des Thorax und der Lunge. Die schwache Atemmuskulatur trägt dazu bei, dass die Atmung flach und die Lunge zu wenig belüftet ist. Hier helfen Dehnlagerung, Abklopfen sowie die verschiedenen Atemtrainer. Sie verbessern die Atemtiefe und die Atemfrequenz. Eine zusätzliche Inhalationstherapie fördert die Sekretolyse und dient der Pneumonie-prophylaxe.

- **Reizstromtherapie**: Periphere Parästhesien können mit Stromanwendungen behandelt werden. Die transkutane elektrische Nervenstimulation (TENS) bewirkt eine Überlagerung des neuropathischen Schmerzes. Die klinische Erfahrung zeigt, dass die Reizstromtherapie den Schmerz nur dann unterdrückt, wenn sie über einen längeren Zeitraum angewendet wird. Wichtig ist auch die gleichzeitige

Desensibilisierung der Nervenbahnen durch physiotherapeutische Behandlung. (vgl. Nieland 2011 S. 238 ff).

Physikalische Methoden sind eine wichtige Ergänzung zur medikamentösen und invasiven Schmerzbehandlung. Sie helfen mögliche Schmerzen im Vorfeld zu verhindern und tatsächliche Schmerzen zu lindern. Darüber hinaus bieten sie dem Patienten Strategien zur Schmerzbewältigung was seine Autonomie und Selbstpflegekompetenz stärkt. Die intensive Nähe und Zuwendung tragen zusätzlich zur psychischen Entlastung bei. Physikalische Methoden können vielfach von Pflegenden durchgeführt werden. Dazu gehören Wärme- und Kälteauflagen, Kolonmassage und Lymphdrainage. Andere Methoden sollten nur von Physiotherapeuten durchgeführt werden, insbesondere Krankengymnastik, klassische Massagen und Bewegungsbäder. In jedem Fall sollten die Therapien im therapeutischen Team abgesprochen sein.

4.4 Psychologische Methoden der Schmerztherapie

Schmerz macht ängstlich und hilflos. Eine kontinuierliche Schmerzlast führt in vielen Fällen zur Depression bis hin zum Suizid. Aus Sicht der Psychologie ist Schmerz ein Stressor, der auch psychisch bewältigt werden muss. Ob und inwieweit Schmerz bewältigt werden kann, wird wesentlich von den individuellen Kontrollüberzeugungen und der Selbstwirksamkeitserwartung des Betroffenen beeinflusst. Unter Kontrollüberzeugung versteht die Psychologie die Erwartung an sich selbst die Bedingungen einer Situation kontrollieren zu können. Sieht eine Person die Möglichkeit die Elemente einer Situation (Personen, Ereignisse, Raum) zu kontrollieren und damit den Verlauf eines Geschehens in hohem Maße zu bestimmen, liegt eine internale Kontrollüberzeugung vor. Werden dagegen die Bedingungen und Ereignisse als wenig oder gar nicht beeinflussbar wahrgenommen, liegt eine externale Kontrollüberzeugung vor. Menschen mit einer externalen Kontrollüberzeugung schreiben die Gründe für ihre Situation anderen Personen oder zufälligen Faktoren wie Glück oder Schicksal zu.

Situationen müssen bewältigt werden. Hier spielt die Selbstwirksamkeitserwartung von Personen eine große Rolle. Sie beschreibt das subjektiv eingeschätzte Vermögen eine Herausforderung tatsächlich bewältigen zu können. Menschen mit hoher Selbst-wirksamkeitserwartung gehen ein Problem an und handeln effektiv. Sie strengen sich an und halten durch auch wenn weitere Probleme auftreten. Dagegen reagieren Menschen mit geringer Selbstwirksamkeitserwartung ausweichend. Sie vermeiden die Konfrontation mit dem Problem, verhalten sich passiv und erwarten dass andere für sie tätig werden. (vgl. Wendtner 2012, S. 203-205).

Die Psychologische Schmerztherapie versucht die psychische Bewältigung von Schmerzen durch den Patienten selbst zu unterstützen. Dabei kann sie die medikamentöse und/oder invasive Schmerzbehandlung nicht ersetzen, aber ergänzen mit dem Ziel das subjektive Schmerzerleben zu mindern. Es werden drei Verfahren unterschieden:

- Psychologisches Schmerzbewältigungstraining
- Psychologische Schmerztherapie
- Psychotherapie

4.4.1 Schmerzbewältigungstraining

Dieses Verfahren basiert auf der Verhaltenstherapie. Die Betroffenen sollen Strategien entwickeln mit denen sie ihre Schmerzen bewältigen. In mehreren Behandlungseinheiten in der Gruppe oder einzeln lernen die Betroffenen zu verstehen, dass sie ihre Schmerzen durch Gedanken, Gefühle, Einstellungen und Verhalten beeinflussen können. Dazu gehören soziale Kontakte, Gespräche, Musik und alle Situationen die Lebensfreude vermitteln, aber auch die Fähigkeit Schmerzauslösende Situationen im Voraus zu erkennen und durch selbstbestimmte Gabe von Schmerzmitteln zu verhindern.

Des Weiteren lernen die Betroffenen Entspannungstechniken wie die Progressive Muskelentspannung (PMR) nach Jacobson. Durch bewusstes Anspannen und Lösen der Muskulatur werden Verspannungen gelöst und insgesamt ein positives Körpergefühl erzeugt. Die PMR kann sehr gut mit Imagination kombiniert werden. Diese Methode bietet die Möglichkeit Unbewusstes bewusst zu machen und zu verändern. In der Schmerzbehandlung kann beispielsweise der Schmerz konkret beschrieben werden. Hat er eine Farbe oder einen Klang, der sich möglicherweise ändert. Imagination kann auch als Phantasiereise zu schönen Orten gestaltet werden. (vgl. Wendtner 2012, S. 212-215; Nauck 2016 S. 338). Letztlich soll mit diesen Methoden die häufige totale Fokussierung auf den Schmerz unterbrochen werden.

4.4.2 Psychologische Schmerztherapie

Eine psychologische Schmerztherapie ist dann indiziert, wenn Schmerzäußerungen des Patienten durch psychosoziale Faktoren ausgelöst werden. Trauer und Verlustängste können sich in subjektiv verstärkten Schmerzen äußern für die es keine ausreichenden körperlichen Hinweise gibt. Der Betroffene nimmt die Rolle des Schmerzkranken ein um beispielsweise Aufmerksamkeit und Zuwendung zu erfahren. Schmerzäußerungen haben dann positive Effekte. Dieser gelernte Schmerz bedarf psychologischer Intervention, die aber nur gelingt wenn der Betroffene das Problem erkennt und mitarbeitet. (vgl. Nauck 2016 S. 338)

4.4.3 Psychotherapie bei Schmerz

Chronifizierte und starke Schmerzen können eine Depression auslösen. In diesen Fällen muss ein Psychotherapeut oder Psychiater hinzugezogen werden. Die Psychotherapie wird in der Regel durch Psychopharmaka unterstützt.

4.4.4 Bedeutung der psychotherapeutischen Schmerzbehandlung

An der Schmerzentstehung sind viele Faktoren beteiligt. Trotz der auch in dieser Arbeit vorgenommenen Unterscheidung zwischen somatischen und psychosozialen Faktoren ist beim konkreten Patienten eine eindeutige Zuordnung zu „somatisch" oder „psychosozial" nicht möglich. Schmerz ist vielschichtig und erfordert ein differenziertes Vorgehen bei der Schmerzbehandlung. Diese muss sich an den individuellen Erfordernissen des Patienten orientieren und interdisziplinär und Berufsgruppen übergreifend organisiert sein.

5. Aufgaben und Funktion der Pflegenden bei der Schmerztherapie

Schmerzpatienten stellen hohe Anforderungen an die pflegerische Versorgung. Pflegende betreuen diese Patienten oftmals über eine lange Zeit und werden zu wichtigen Bezugspersonen. Um Menschen mit einer ausgeprägten Schmerzproblematik adäquat betreuen zu können, ist es unabdingbar, dass professionelle Pflegekräfte umfangreiche Kenntnisse zu Schmerzentstehung und Schmerztherapie haben. Sie sind die Grundlage für die Mitwirkung im therapeutischen Team. Zu den Aufgaben gehören:

- Schmerzerfassung und Verlaufsdokumentation
- Überwachen der medikamentösen Therapie
- Erkennen und Behandeln von Nebenwirkungen
- Durchführen von unterstützenden Pflegemaßnahmen
- Anleitung von Patienten und Angehörigen

5.1 Schmerzerfassung und Verlaufsdokumentation

Die Grundlage jeder Schmerztherapie ist ein umfassendes Schmerzassessment. So fordert die WHO-Definition Palliative Care (2002) die frühzeitige Durchführung einer strukturierten Schmerzeinschätzung mit dem Ziel die Lebensqualität von Patienten und deren Angehörigen zu erhalten. Dies erfordert eine „Kultur im Schmerzassessment" die sich zeigt in einer bestimmten Haltung spezifischem Wissen und Fertigkeiten von gut ausgebildeten qualifizierten Pflegekräften. (vgl. Knipping 2006, S.173).

Der Expertenstandard Schmerzmanagement in der Pflege (DNQP, 2011) hat die Qualitätsanforderungen an die Pflegenden definiert. Danach *„verfügt die Pflegefachkraft über aktuelles Wissen zur systematischen Schmerzeinschätzung"* (S1a). Sie *„erhebt zu Beginn des pflegerischen Auftrags mittels eines initialen Assessments, ob der Patient/Bewohner zu erwartende Schmerzen, schmerzbedingte Probleme hat"* und *„führt bei festgestellten Schmerzen, zu erwartenden Schmerzen oder schmerzbedingten Problemen ein differenziertes Schmerzassessment mittels geeigneter Instrumente durch"* *(P1).* Die Einrichtung hat dazu aktuelle und zielgruppenspezifische Einschätzungsinstrumente und Formulare zur Verfügung zu stellen (S1b).

Schmerzassessment in der Pflege bezieht sich auf die systematische Einschätzung eines Pflegeproblems. Dabei geht es darum die mit Schmerzen in Zusammenhang stehende Pflegebedürftigkeit zu ermitteln. Dazu gehören Aspekte wie Zeitpunkt des Auftretens von Schmerz, Veränderungen der Schmerzstärke im Tagesverlauf, körperliche Beeinträchtigungen als Ursache oder Folge von Schmerz, Bewegungseinschränkungen, psychische Belastungen oder Verhaltensauffälligkeit. Die Informationen sind Grundlage der Pflegeplanung.

Die pflegerische Schmerzerfassung unterscheidet sich von der medizinischen Schmerzerfassung, bei der es um Schmerzursache, Schmerzlokalisation und Schmerztyp geht. Die grundlegende Schmerzdiagnostik führt in der Regel der behandelnde Arzt durch. Er legt die Therapie fest. Da Schmerz ein prozesshaftes Geschehen ist, müssen Schmerzverlauf und Wirksamkeit der einzelnen therapeutischen Maßnahmen kontinuierlich beobachtet und beurteilt werden. Im Rahmen des berufsübergreifenden Schmerzmanagements gehört die kontinuierliche Schmerzbeurteilung zu den Aufgaben der Pflegefachkräfte. Sie wählen die geeigneten Instrumente aus, bestimmen Zeitpunkt und Intervalle und führen die Erhebung durch. Pflegeassessment und Pflegedokumentation sind wichtige Informationsquellen für den Arzt und den Patienten.

Neben der Schmerzeinschätzung ist auch die Verlaufskontrolle Aufgabe der Pflege. Die Pflegefachkräfte führen ein regelmäßiges Assessment über einen definierten Zeitraum durch. Dadurch ist es möglich

- den individuellen Verlauf des Schmerzgeschehens zu erfassen
- die Wirksamkeit der einzelnen Therapien zu beurteilen
- den Schmerz beeinflussende Faktoren zu erkennen
- Nebenwirkungen zu erkennen

Voraussetzung ist, dass ein einheitliches Dokumentationssystem verwendet wird. Die Deutsche Gesellschaft für Palliativmedizin (DGP) hat das Dokumentationssystem Hospiz- und Palliativ-Erfassung (HOPE) entwickelt. Es soll dazu beitragen eine abteilungs- und einrichtungsübergreifende, standardisierte Abbildung der Situation des Patienten und seines Versorgungsbedarfs zu gewährleisten (vgl. HOPE 2016).

5.2 Überwachen der medikamentösen Therapie

Zusammenstellen und Gabe der Medikamente ist ebenfalls Aufgabe der Pflegefachkräfte. Dies erfordert Kenntnis der Wirkungsweise der Medikamente sowie der Verabreichungsarten, Dosierungen und Nebenwirkungen. Wie alle Medikamente dürfen Analgetika nur nach ärztlicher Verordnung verabreicht werden. Auf der Grundlage des ärztlichen Therapieplans stellen die Pflegefachkräfte sicher, dass die Medikamente zur angegebenen Zeit in der verordneten Dosis vom Patienten eingenommen werden. Sie informieren Patienten und Angehörige, dass eine dauerhafte Analgesie nur erreicht werden kann, wenn die verordneten Medikamente regelmäßig und in der angeordneten Dosis eingenommen werden, auch wenn keine Schmerzen mehr verspürt werden. Patienten müssen auch über mögliche unerwünschte Wirkungen informiert werden und die Medikamente kennen, die diese verhindern sollen. Treten Schmerzspitzen auf, die eine zusätzliche Medikation erfordern, sollten diese im Therapieplan angeordnet sein und von den Pflegefachkräften verabreicht werden dürfen. So ist im Bedarfsfall eine schnelle Hilfe möglich.

Zu den Aufgaben der Pflegefachkräfte gehört auch die Beobachtung der Wirkung der Medikamente. Wird die gewünschte Analgesie nicht erreicht, muss der Arzt informiert werden, der die Medikation verändert oder die Dosis anpasst. Ebenso muss der Arzt über unerwünschte Wirkungen informiert werden. Treten schwerwiegende Nebenwirkungen auf, z.B. Atemdepression, Halluzinationen, Myoklonien oder therapieresistentes Erbrechen, kann dies ein Hinweis auf Opioidtoxizität sein. Sie tritt häufig bei Patienten mit schlechter Nierenfunktion auf. In diesem Fall muss ein Wechsel auf ein anderes Opioid oder zumindest eine Dosisreduktion erfolgen (vgl. Margulies 2012, S. 317).

Pflegefachkräfte beurteilen auch ob die Applikationsform für den Patienten geeignet ist. Kann der Patient nicht mehr gut schlucken oder wird er über eine Sonde ernährt ist eine orale Medikamentengabe nicht möglich. Ebenso kann ein verwirrter Patient Schwierigkeiten haben die Notwendigkeit der Medikamenteneinnahme zu verstehen. Dann muss die Applikationsweise z.b. in intravenös oder transdermal geändert werden. Alle diese Informationen müssen in den Pflegeberichten dokumentiert werden. Sie helfen den Therapieerfolg zu beurteilen.

5.3 Durchführen von unterstützenden Maßnahmen

Neben der Gabe von Medikamenten können komplementäre Pflegemethoden zur Schmerzreduktion beitragen. Dazu gehören insbesondere die Anwendung von Aromaölen und Wickel und Auflagen.

5.3.1 Mit Aromaölen pflegen

In Medizin und Gesundheits- und Krankenpflege werden zunehmend Ätherische Öle angewendet. Ätherische Öle sind Stoffwechselprodukte von Pflanzen die durch Destillation oder Extraktion gewonnen werden. Sie werden seit vielen hundert Jahren als Heilmittel eingesetzt. So wirkt beispielsweise Eukalyptus schleimlösend und antiseptisch, Zitrone entzündungshemmend, Lavendel analgetisch und entzündungshemmend und Melisse spasmolytisch und beruhigend (vgl. Böck 2012, S.960). Da Schmerzen in Zusammenhang mit Entzündungen, Krämpfen oder Behinderung der Atmung stehen, können diese Substanzen auch zur Schmerzlinderung eingesetzt werden.

Bei der Anwendung von Aromaölen muss zwischen Aromatherapie und Aromapflege unterschieden werden. Aromatherapie nutzt die heilende Wirkung verschiedener pflanzlicher Substanzen, Aromapflege zielt mehr auf die Förderung des Wohlbefindens oder die Hautpflege. Bei der Aromatherapie ist die genaue Kenntnis der Wirkungsweise der einzelnen Substanz erforderlich. Deshalb ist sie nur mit Anordnung des behandelnden Arztes möglich. Anderseits werden Ätherische Öle insbesondere von den Pflegenden eingesetzt. Sie sind wichtige Pflegemaßnahmen mit dem Ziel Linderung und Wohlbefinden zu schaffen. Ätherische Öle können auf verschiedene Weisen angewendet werden.

Beduften eines Raumes mit Duftlampe: Die pflanzlichen Duftmoleküle werden über die Nase aufgenommen, wo sie eine chemische Reaktion auslösen, die im limbischen System eine Empfindung erzeugt, die wiederum physiologische Prozesse beeinflusst. Die physiologischen Veränderungen haben wiederum Einfluss auf die Gefühlswelt. So können Ängste und Depression abgebaut werden. Stimmungsbeeinflussende Öle sind Rose, Rosmarin, Thymian, Bergamotte und Lavendel (vgl. Böck 2012 S. 961). Aromen werden auch genutzt um die Raumluft zu verbessern und eine angenehme Atmosphäre zu schaffen.

Inhalation: Die Öle werden aber auch eingeatmet und können über die Lungen in die Blutbahn gelangen. Viele Aromastoffe wie Pfefferminze, Thymian, Latschenkiefer wirken antiseptisch und hustenstillend. Sie tragen so indirekt zur Schmerzlinderung bei.

Orale Einnahme: Gewürze und Kräuter wie Salbei, Kümmel, Anis oder Fenchel wirken verdauungsfördernd und krampflindernd.

Lokale Anwendung: Ätherische Öle werden häufig in Massageölen verarbeitet und zur Behandlung von Kopfschmerzen Muskelverspannungen oder Bauchkrämpfen eingesetzt. Pfefferminze, Lavendel und Rose eignen sich für die Behandlung von Kopfschmerzen. Eine Bauchmassage unter Verwendung von sog. Bauchöl hilft Obstipation und Blähschmerzen zu lösen. Neben der substanziellen Wirkung der Öle haben auch Berührung und Zuwendung durch die Pflegekraft eine schmerzlindernde Funktion. Pflanzenöle werden auch zur Hautpflege eingesetzt. Aloe-Vera-Öl ist beispielsweise geeignet strahlentherapeutisch bedingte Hautläsionen zu behandeln.

Pflegefachkräfte tragen durch den Einsatz von Aromen dazu bei Schmerzen zu lindern. Das geschieht einerseits über die Substanzen selbst aber auch über den Austausch mit und die Zuwendung zum Patienten. Darüber hinaus ermöglichen sie auch den Angehörigen sich aktiv in den Pflegeprozess einzubringen.

5.3.2 Wickel und Auflagen

Wickel und Auflagen sind Pflegemaßnahmen, bei denen physikalische Reize oder Substanzen von außen auf den Körper aufgebracht werden. Dazu gehören insbesondere trockene und feuchte Wärme, Kälteanwendungen, sowie Öle, pflanzliche Aufgüsse und Lebensmittel wie beispielsweise Zitronen oder Quark. Ziel ist es die Selbstheilungskräfte und die regulativen Kräfte des Körpers zu unterstützen.

Eine Auflage dient dazu eine Substanz auf eine bestimmte Körperregion aufzubringen. Unter einem Wickel versteht man das zirkuläre Anlegen eines oder mehrerer Tücher um einen Körperteil oder den gesamten Körper. Als Wärmequellen können feuchte Tücher,

Wärmflaschen oder Dinkelkissen eingesetzt werden. Feuchtwarme Wickel helfen Koliken und Krämpfe zu lösen. Trockene warme Wickel werden häufig mit einem Öl ergänzt, was den Körper zur Wärmebildung anregt. Entzündungen werden bekämpft, Schmerzen reduziert. So lindert beispielsweise Eukalyptusöl die Beschwerden einer Blasenentzündung oder des Dauerkatheters (vgl. Kränzle 2007, S. 222). Wickel und Auflagen sind geeignet die durch Schmerzen verursachten zusätzlichen Befindlichkeitsstörungen zu reduzieren. Für die Behandlung schwerer Schmerzen sind sie nicht ausreichend.

5.3.3 Berührung

Berührungen sind ein wichtiges Medium der Kommunikation zwischen Pflegekraft und zu Pflegendem. Sie beeinflussen den Berührten indem sie ihm Informationen über sich selbst vermitteln. Gleichzeitig sind sie Ausdruck der Zuwendung und Menschlichkeit im Umgang mit Schwerstkranken und Sterbenden.

Zu den Pflegemethoden mit Berührung gehören die Atemstimulierende Einreibung, die beruhigende oder belebende Ganzkörperwaschung sowie Stimulation der Hände oder des Mundes (vgl. Kränzle 2007, S.224 ff). Berührungen dienen dazu dem Patienten Orientierung und Sicherheit zu geben. Sie wirken beruhigend oder belebend, je nachdem was angemessen oder gewünscht ist. Sie helfen den Stress abzubauen und verbessern das Wohlbefinden. Doch auch hier gilt, dass sie nur eine die Schmerztherapie unterstützende Funktion haben.

6. Lebensqualität als regulierendes Prinzip der Schmerztherapie

Bei Menschen mit einer nicht heilbaren Erkrankung ist eine kurative Therapie nicht mehr angezeigt. Doch bedeutet der Verzicht auf Lebenserhaltende Maßnahmen keineswegs Verzicht auf Therapie. Palliativmediziner führen die Behandlung fort, wenn auch mit anderen Mitteln und anderen Zielen. An die Stelle von Gewinn an Lebenszeit wird Gewinn an Lebensqualität zum übergeordneten Therapieziel.

Obwohl der Begriff Lebensqualität häufig verwendet wird, bleibt er unbestimmt. Lebensqualität wird meist mit Wohlbefinden und Lebenszufriedenheit gleichgesetzt. Diese Vorstellung beinhaltet ein beschwerdefreies Leben und die Möglichkeit sein Dasein zu gestalten. Würde Lebensqualität so definiert, könnte sie bei Schwerkranken und Sterbenden nicht erreicht werden. Andere beschreiben Lebensqualität deshalb als

Abwesenheit von Leid. Auch dieser Begriff ist nicht genau definiert. Leid gilt als negatives Phänomen, als Defekt menschlicher Existenz (vgl. Aulbert 2012, S. 13). Leiden kann für Betroffene so unerträglich sein, dass sie den Tod suchen, andere wiederum finden Möglichkeiten sich damit zu arrangieren. Leid ist abhängig vom subjektiven Erleben und der individuellen Bewertung. Die WHO definiert Lebensqualität als „*Wahrnehmung der Position des Einzelnen im Leben, im Kontext von Kultur und Wertesystem, in dem er lebt, sowie im Verhältnis zu seinen Zielen, Erwartungen und Sorgen.*" (WHO 1995 zit. n. Neudert/Fegg, 2012, S. 34). Lebensqualität wird also erheblich bestimmt durch subjektive Bewertung von Situationen.

Da Lebensqualität eine zentrale Bedeutung für die Therapieentscheidung hat ist eine wissenschaftliche Beschreibung erforderlich. Die soziologische Forschung hat verschiedene Elemente der Lebensqualität beschrieben. Es sind körperliches Befinden, psychisches Erleben, spirituelles Erleben, soziale Beziehungen sowie die ökonomische Situation (vgl. Röttger 2003, S. 36). Wie hoch die empfundene Lebensqualität ist, ist abhängig von der Relation zwischen den Erwartungen an das Leben und der realen Situation. Sind beide Aspekte einander nah, wird die Lebensqualität als gut beurteilt, weichen sie voneinander ab, wird sie als schlecht wahrgenommen (vgl. Aulbert 2012, S. 21-22).

Die entscheidende Voraussetzung für den Erhalt von Lebensqualität ist eine wirksame Symptomkontrolle. Da Schmerzen das häufigste Symptom bei einer unheilbaren Krankheit sind, kommt der Schmerztherapie eine zentrale Rolle zu. Dabei haben die verschiedenen Maßnahmen verschiedene Funktionen, die im Folgenden dargestellt werden sollen.

- **Körperliches Befinden:** Die Linderung der körperlichen Schmerzen wird vor allem durch die medikamentöse Schmerztherapie erreicht. Eine wirksame Schmerzreduktion erfordert, dass bei der Auswahl der Medikamente Schmerztyp und Schmerzstärke ebenso berücksichtigt werden wie Wirkungsweise und Wirkungsdauer. Auch bei der Wahl der Verabreichungsform sind die jeweiligen Bedingungen des Patienten zu berücksichtigen Ein detailliert ausgearbeiteter Therapieplan, der regelmäßig kontrolliert und angepasst wird ist Voraussetzung für den Therapieerfolg. Um eine möglichst hohe Lebensqualität zu erreichen sollten Medikamente so ausgewählt und dosiert werden, dass geringe Nebenwirkungen auftreten. Kommt es zu Nebenwirkungen müssen diese konsequent behandelt werden. Neben der medikamentösen Therapie tragen Physiotherapie und Pflege dazu bei die Wahrnehmung des Körperschmerzes zu reduzieren. Auch hier gilt, die

Maßnahmen auszuwählen und durchzuführen, die den Bedingungen des Patienten angepasst sind.

- **Psychisches Erleben:.** Neben der Behandlung der körperlichen Beschwerden ist Unterstützung bei der Bewältigung der Krankheit das zweite Ziel der palliativmedizinischen Schmerztherapie (vgl. Aulbert 2012, S. 22 - 23). Schmerz verursacht Ängste und das Gefühl des Ausgeliefertseins. Um diese zu bewältigen sollte der Patient in einem möglichst hohen Maße über sich selbst bestimmen können. Internale Kontrollüberzeugung und hohe Selbstwirksamkeitserwartung werden gefördert, wenn der Patient die Intensität seiner Schmerzen selbst erfassen kann und er die Gewissheit hat, im Bedarfsfall eine ausreichende Schmerzmedikation zu erhalten. Auch selbstgesteuerte Schmerzmedikation mit Hilfe einer Schmerzpumpe stärkt das Gefühl der Autonomie. Ebenso wichtig ist eine vertrauensvolle Beziehung zwischen Behandlungsteam und Patient. Angemessene Aufklärung und Wahrhaftigkeit helfen Ängste zu verringern. Trotz schlechter Prognose können Ansatzpunkte für Hoffnung gefunden werden, z.b. auf Schmerzfreiheit, zuverlässige Betreuung und Beistand. So kann es dem Patienten gelingen seine Erwartungen an die Situation anzugleichen (vgl. Aulbert 2012, S. 26 - 27). Die Unterstützung bei der Bewältigung des Schmerzerlebens trägt zum Erhalt von Lebensqualität bei.

- **Spirituelles Erleben:** Viele Menschen interpretieren Schmerz als Strafe für begangenes Unrecht oder Fehler. Andere sehen darin eine Bewährungsprobe oder Herausforderung. Durch Schmerz gerät der Mensch an die Grenzen seiner Existenz. Die Frage nach dem Sinn des Lebens wird aktuell. In dieser Situation benötigen Betroffene Zuwendung und Verständnis für ihren Zorn, ihre Enttäuschung oder ihre Ängste. Es gehört zu den elementaren Aufgaben von Pflegekräften die Betroffenen in Gesprächen in der Auseinandersetzung mit diesen Fragen zu unterstützen, denn sie sind wichtige Bezugspersonen. Pflegekräfte sind auch befugt Menschen körperlich nahe zu sein und sie zu berühren, was nicht nur körperliches Wohlbefinden fördern soll, sondern auch Zuwendung und Anteilnahme ausdrückt. In religiösen Fragen helfen Seelsorger. Sie sind auch Ansprechpartner wenn es um religiöse Handlungen geht, z.B. Gebet, Beichte, Krankensalbung. Die Fähigkeit spirituelle Situationen herzustellen ist ein wichtiger Aspekt der Lebensqualität.

- **Soziale Beziehungen**: Durch die Einschränkungen die mit Schmerzen verbunden sind, können Betroffene ihre Rollen in Beruf und Familie nicht mehr erfüllen. Sie können nicht mehr an Aktivitäten teilnehmen, sehen sich als Belastung für ihre Umwelt oder haben Angst vor dem Mitleid von Freunden und Kollegen. Deshalb tendieren schmerzkranke Menschen in vielen Fällen dazu sich von Familie und Freunden zu isolieren oder sie erleben dass sie isoliert werden. Eine wirksame Schmerzverarbeitung und Schmerzbewältigung muss deshalb die wichtigen Bezugspersonen mit einbeziehen. Dies geschieht z.b. durch Beratung und Unterstützung der Angehörigen durch Pflegefachkräfte. Die Information und Schulung des Partners oder anderer Familienmitglieder zur Schmerzproblematik und zum Umgang mit Schmerzmitteln gibt den Beteiligten das Gefühl das Schmerzproblem selbständig bewältigen zu können. Die erreichte Schmerzreduktion ermöglicht dem Kranken wieder am sozialen Leben teilzunehmen. Eine weitere Möglichkeit ist der Kontakt zu Selbsthilfegruppen. In Gesprächen mit anderen Betroffenen lernen der Kranke und seine Angehörigen Strategien der besseren Schmerzverarbeitung. Des Weiteren tragen Sozialberatung zu rechtlichen und wirtschaftlichen Fragen oder die Vermittlung von Haushaltshilfen dazu bei ein Netzwerk zu knüpfen, das in Krisenphasen Unterstützung und Hilfe bietet. Die erlebte Unterstützung ist ein wichtiger Beitrag zur Lebensqualität.

Bei nicht kurativ behandelbaren Erkrankungen ist Lebensqualität das entscheidende Therapieziel. Der Schmerztherapie kommt hier eine zentrale Bedeutung zu. Doch wenn es um die konkreten Therapiemaßnahmen geht, kann es schwer fallen zwischen den infrage kommenden Maßnahmen zu entscheiden. Denn die verschiedenen Methoden der Schmerztherapie können sich durchaus unterschiedlich auf die Lebensqualität auswirken. So muss beispielsweise geprüft werden, welche Beeinträchtigungen durch chirurgische Eingriffe am Nervensystem ausgelöst werden oder welche unerwünschten Wirkungen bestimmte Schmerzmedikamente verursachen. Lebensqualität ist immer an subjektives Erleben und die Bewertung durch den Betroffenen gebunden. Insofern ist Lebensqualität das orientierende Prinzip der Schmerztherapie, das aber immer wieder gemeinsam mit dem Patienten definiert werden muss.

Literatur

Aulbert E., Radbruch L., Nauck F.: Symptombehandlung in der Palliativmedizin – Prinzipien.
In: Aulbert E., Nauck F., Radbruch L.: Lehrbuch der Palliativmedizin, 3. Auflage Stuttgart 2012, S.137 - 145

Arbeitsgemeinschaft der wissenschaftlichen Fachgesellschaften (AMWF), Deutsche Krebsgesellschaft
(DKG), Deutsche Krebshilfe (DKH): Leitlinienprogramm Onkologie, S3-Leitlinie Palliativmedizin für
Patienten mit einer nicht heilbaren Krebserkrankung, Mai 2015

Böck, S.: Komplementäre Maßnahmen in der Palliativmedizin
In: Aulbert E., Nauck F., Radbruch L.: Lehrbuch der Palliativmedizin, 3. Auflage Stuttgart 2012, S.959 - 965

Bonica JJ.: Treatment of cancer pain: current status and future needs, 1985
Zit. n.: Aulbert E. Nauck F., Radbruch L.: Lehrbuch der Palliativmedizin, 3. Auflage Stuttgart 2012, S. 147

Bernatzki G., Sittl R., Likar R.: Schmerzbehandlung in der Palliativmedizin, 3. Erweiterte
und überarbeitete Auflage, New York 2012

Breivik H., Collett B., Ventafridda V., Cohen R., Gallager D.: Survey of chronic pain in Europe. In:
European Journal of Pain, 2006, Heft 10(4) S. 287 -333
Zit. n. Reuschenbach B., Mahler C.: Pflegebezogene Assessmentinstrumente, 1. Auflage, Bern 2011 S. 417

Breivik H.; Cherny N., u.a.: Cancer-related pain: a european survey of prevalence, treatment and patient
attitudes. In: Ann Oncol 2009, Heft 20, S. 1420 – 1433
Zit. n.: Aulbert E. Nauck F., Radbruch L.: Lehrbuch der Palliativmedizin, 3. Auflage Stuttgart 2012, S. 147

Deutsches Netzwerk für Qualitätsentwicklung in der Pflege (DNQP):
Expertenstandard Schmerzmanagement in der Pflege 1. Aktualisierung 2011

Klinik für Anästhesie und Operative Intensivmedizin Universität Köln: Brief Pain Inventory
In: www.dgpalliativmedizin.de [Stand:08.06.2017]

Knipping C.: Lehrbuch Palliative Care, 1. Auflage, Bern, 2008

Kulbe A.: Sterbebegleitung, Hilfen zur Pflege Sterbender, 1. Auflage, München, 2008

Kränzle S., Schmid U., Seeger C.: Palliative Care, 2. Auflage, Heidelberg, 2007

Loeser J.D.: Pain and Suffering. Clinical Journal of Pain, 2000, Heft 16 S.2-6
Zit. n.: Knipping C.: Lehrbuch Palliative Care, 1. Auflage, Bern, 2008 S.157

Loick, Radbruch L, u.a.: Deutsche Version des Kurzformschmerzfragebogens BPI.
In: www.dgss.org/fileadmin/pdf/LONTS_Praxisinstrumente_03pdf [Stand:08.06.2017]

Margulies A., Kroner Th., Gaisser A., Bachmann-Mettler I,: Onkologische Krankenpflege, 5. aktualisierte
und erweiterte Auflage, Berlin Heidelberg, 2011

McGuire D.B.: Occurence of cancer pain, 2004
Zit. n. Aulbert E. Nauck F., Radbruch L.: Lehrbuch der Palliativmedizin, 3. Auflage Stuttgart 2012, S.147

Nauck F.: Schmerz und Schmerztherapie.
In: Mehnert A., Koch U.: Handbuch Psychoonkologie, 1. Auflage, Göttingen, 2016 S.328

Nauck F., Radbruch L.: Systemische medikamentöse Schmerztherapie
In: Aulbert E., Nauck F., Radbruch L.: Lehrbuch der Palliativmedizin, 3. Auflage Stuttgart 2012, S.175 –
207

Neudert C., Fegg M.: Evaluation der Lebensqualität
In: Aulbert E., Nauck F., Radbruch L.: Lehrbuch der Palliativmedizin, 3. Auflage Stuttgart 2012, S.33 – 41

Nieland P.: Physiotherapie in der Schmerzbehandlung
In: Aulbert E., Nauck F., Radbruch L.: Lehrbuch der Palliativmedizin, 3. Auflage Stuttgart 2012, S.238 – 254

Radbruch L., Nauck F., Ostgathe C., u.a.: What are the problems in palliative Care?
In: Support Care Cancer 2003 Heft 11 S. 442 -451
Zit. n.: Mehnert A., Koch U.: Handbuch Psychoonkologie, 1. Auflage, Göttingen, 2016

Radbruch L., Elsner F., Gärtner J.: Algesimetrie in der Krebsschmerztherapie.
In: Aulbert E., Nauck F., Radbruch L.: Lehrbuch der Palliativmedizin, 3. Auflage Stuttgart 2012, S. 157 - 174

Reuschenbach B., Mahler C.: Pflegebezogene Assessmentinstrumente, Bern, 2011

Röttger K.: Psychosoziale Onkologie für Pflegende, Hannover 2003

Schnell M., Schulz C.: Basiswissen Palliativmedizin, 2. Auflage, Berlin Heidelberg, 2014

Sorge J.: Schmerztherapie.
In: Aulbert E., Nauck F., Radbruch L.: Lehrbuch der Palliativmedizin, 3. Auflage Stuttgart 2012, S. 146 - 156

Wendtner F.: Psychologische Aspekte der palliativen Schmerztherapie
In: Bernatzky G., Sittl R., Likar R. (Hrsg.) Schmerzbehandlung in der Palliativmedizin, 3. erweiterte und überarbeitete Auflage Wien New York 2012

Tabellen

Tab. 1: Nicht-Opioide Analgetika, Quelle: Aulbert E., Nauck F., Radbruch L.: Lehrbuch der Palliativmedizin, 3. Auflage Stuttgart 2012, S.177

Tab 2: Opioid-Analgetika für mäßige bis mittlere Schmerzen, Quelle: Aulbert E., Nauck F., Radbruch L.: Lehrbuch der Palliativmedizin, 3. Auflage Stuttgart 2012, S.182

Tab 3: Opioid-Analgetika für starke Schmerzen, Quelle: Aulbert E., Nauck F., Radbruch L.: Lehrbuch der Palliativmedizin, 3. Auflage Stuttgart 2012, S.183

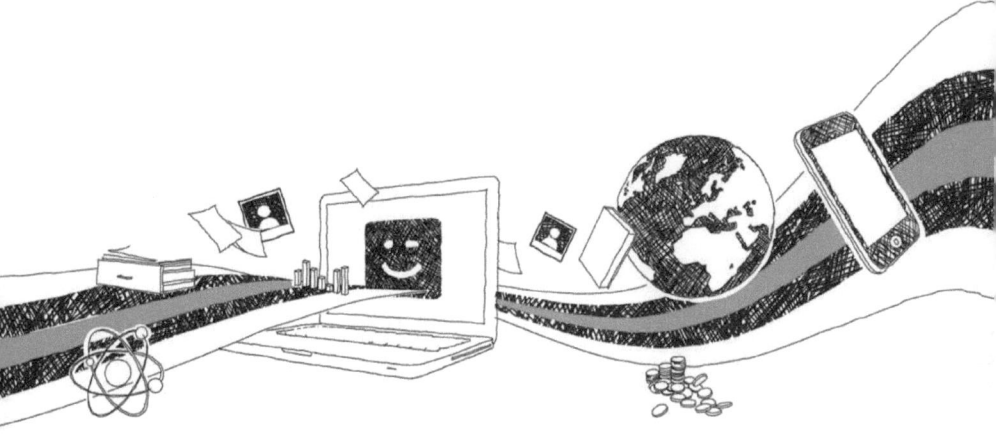
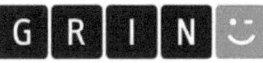